52 Soluzioni Per Il Mal Di Testa E L'emicrania:

52 Ricette Per Calmare Il Dolore E La Sofferenza Velocemente Ed Efficacemente

Di

Joe Correa CSN

COPYRIGHT

Questa pubblicazione è costruita per fornire informazioni accurate e accreditate riguardo all'argomento trattato. Esso viene venduto con la consapevolezza che nè l'autore nè la casa editrice sono impegnati a fornire consigli di tipo medico. Nel caso in cui si necessita consiglio medico o assistenza, consultare un medico. Questo libro viene considerato una guida da nonu sare in modo deleterio alla vostra salute. Consultare un medico prima di iniziare questo piano di nutrizione per assicurarsi che sia giusto per voi

.

Ringraziamenti

Questo libro è dedicatoai miei amici e ai membri della mia famiglia che hanno avuto una lieve o grave malattia cosicchè possano trovare una soluzione e fare i cambiamenti necessari nella vostra vita.

52 Soluzioni Per Il Mal Di Testa E L'emicrania:

52 Ricette Per Calmare Il Dolore E La Sofferenza Velocemente Ed Efficacemente

Di

Joe Correa CSN

CONTENUTI

Sull'autore

Dopo anni di ricerca, Credo onestamente nel potere che un'alimentazione giusta può avere sul corpo e la mente. La mia conoscenza ed esperienza mi ha aiutato a vivere in modo più sano negli anni e ho iniziato a condividerla con gli amici e la mia famiglia. Più si conosce sul mangiare e bere in modo salutare, prima si vorrà cambiare la propria vita e le proprie abitudini alimentari.

L'alimentazione è l'elemento chiave nel processo di essere salutari e vivere più a lungo, quindi iniziate oggi. Il primo passo è il più importante e il più significativo.

INTRODUCTION

52 Soluzioni Per Il Mal Di Testa E L'emicrania: 52 Ricette Per Calmare Il Dolore E La Sofferenza Velocemente Ed Efficacemente

Di Joe Correa CSN

Le emicranie e il mal di testa sono problemi comuni che avrai probabilmente vissuto almeno una volta nella vita. Ci sono così tanti fattori che causano e contribuiscono alla formazione di emicranie. Ma prima di approfondire quest'argomento, dobbiamo chiarire una cosa, c'è una grande differenza tra emicrania e mal di testa.

L'emicrania da la sensazione che la propria testa stia per esplodere dal dolore pulsante. I sintomi come il dolore al collo, la mancanza di energia, cattiva coordinazione, perdita della concentrazione, sono dei tipici effetti collaterali dell'emicrania. Tuttavia, se questi sintomi peggiorano ogni giorno, dovresti consultare un medico per una consultazione e degli esami.

Il mal di testa non è costante come l'emicrania, ma è comunque doloroso e può essere causato da una mancanza di giusti nutrienti. Quantità insufficiente di magnesio, fibre, calcio, o carboidrati è una delle cause principali del mal di testa.

Cambiare alcune delle abitudini alimentari può prevenire e persino curare questi sintomi. Ci sono numerosi studi e ricerche che dimostrano la connessione tra il mal di testa e il cibo. Alcuni alimenti come il riso integrale, le verdure, la frutta, hanno un'abilità incredibile di prevenire emicranie e mal di testa.

Oltre ad essere stupefacente per il mal di testa e le emicranie, queste ricette sono basate su ingredienti freschi e salutari che miglioreranno la tua salute generale.

Ho imparato che ogni individuo ha diverse cause scatenanti i mal di testa. Alcune persone hanno brutte reazioni ad alcuni latticini, uova, carne, cioccolato ecc., senza sapere che questi cibi possono aumentare il numero di mal di testa. Tuttavia, il salmone è conosciuto peri essere un amplificatore di acidi grassi omega 3, ed è provato che aiuta per le infiammazioni che portano ad emicranie e mal di testa.

Dovremmo sperimentare con il cibo che mangiamo ed imparare ad ascoltare quello che il proprio corpo ci dice. Per esempio, Per esempio se mangiamo una grande quantità di un certo tipo di cibo e il mal di testa appare, allora dovremmo rimuovero dalla nostra dieta.

Questo libro mostra un insieme di cibi che riducono il dolore che vi aiuteranno ad affrontare questo problema. La Carne è minimizzata nelle ricette fornit, perchè contribuiscono ad uno sbilanciamento ormonale che è una delle cause principali dell'emicrania e del mal di testa.

Prodotti integrali, verdure, fagioli, e frutta, d'altro canto, sono una scelta perfetta per la tua dieta quotidiana. Troverai tutte le vitamine necessarie, i minerali, e altri nutrienti, in ognuna di queste ricette, che sono un inizio perfetto per una dieta bilanciata e una vita senza mal di testa e emicranie.

52 SOLUZIONI PER IL MAL DI TESTA E L'EMICRANIA: 52 RICETTE PER CALMARE IL DOLORE E LA SOFFERENZA VELOCEMENTE ED EFFICACEMENTE

1. Polenta con verdure al forno

Ingredienti:

1 testa di cavolfiore media, tagliata a pezzettini piccoli

1 piccola cipolla a fette

1 piccola zucca butternut, sbucciata e tagliata

1 tazza di farina di mais (120g)

1 spicchio d'aglio, macinato

2 cucchai di olio di cocco

½ cucchiaino di mix di verdure per condimenti

¼ cucchiaino di sale

¼ cucchiaino di pepe nero, macinato

1 cucchiaio di burro

4 tazze d'acqua (1,4 litri)

Preparazione:

Pre-riscaldare il forno a 250°C.

Unire aglio, cipolla, cavolfiore e la zucca in una grande ciotola. Sciogliere l'olio di cocco e versare nel miscuglio. Spruzzare il condimento di verdure, sale e pepe quanto basta. Girare bene il composto.

Trasferisci il miscuglio in una grande teglia da forno. Stendere in modo oomogeneo e infornare. Cuocere per 40 minuti o finchè le verdure si intereriscono. Rimescolare diverse volte durante la cottura in forno.

Intanto, versare l'acqua in una grande padella antiaderente ad una temperatura medio alta. Far bollire e aggiungere la farina di mais. Versare il burro e aggiungere un pizzico di sale. Girare costantemente per un minuto. Cuocere a fuoco lento per 40 minuti o finchè la polenta non è cremosa

Trasferire la polenta in un piatto da portata e guarnire con verdure cotte al forno.

Servire caldo.

Informazioni nutrizionali per porzione: Kcal: 329, Proteine: 4.2g, Carboidrati: 43.6g, Grassi: 14.5g

2. Frullato di pompelmo e broccoli

Ingredienti:

1 tazza di broccoli, tagliati a metà

1 banana media, tagliata

½ pompelmo, sbucciato e tagliato

1 cucchiaio di semi di sesano

1 tazza di acqua (234 ml)

Preparazione:

Unire tutti gli ingredienti in un mixer. Mescolare fino ad ottenere un miscuglio omogeneo e trasferire in un bicchiere da portata. Congelare per 30 minuti prima di servire.

Informazioni nutrizionali per porzione: Kcal: 265, Proteine: 7.4g, Carboidrati: 55.3g, Grassi: 6.7g

3. Stufato di patate

Ingredienti:

6 grandi patate,sbucciate e tagliate a metà

2 tazze di broccoli, tagliate a metà

1 tazza di formaggio cheddar

1 tazza di cipollotti, tagliati

1 cucchiaio di olio

¼ cucchiaino di sale

¼ cucchiaino di pepe nero

Preparazione:

Pre-riscalda il forno a 180°C.

Posizionare le patate in una grande pentola con acqua bollente. Cuocere finchè non diventano tenere e rimuovere dalla cottura. Rimuovere dal calore e far scolare. Far raffreddare per 10 minuti in una pentola separata. Posizionare i broccoli in acqua bollente e cuocere fino a che diventano morbidi. Romuovere dalla cottura e strizzare per eliminare l'acqua in eccesso. Mettere da parte.

Tagliare a metà le patate e posizionarle in una teglia oliata. Ora, coprite con uno strato di broccoli. Guarnire con il formaggio a pezzi e inserire in forno. Far cuocere per 25 minuti. Rimuovere dal forno e cospargere le il cipollotto tagliato. and place them into a greased baking dish. Lascair raffreddare per alcuni minuti e tagliare a porzioni di dimensione da voi preferita.

Informazioni nutrizionali per porzione: Kcal: 351, Proteine: 13.2g, Carboidrati: 60.7g, Grassi: 6.4g

4. Insalata Garbanzo

Ingredienti:

2 tazze di fagioli garbanzo, pre-cotti

2 tazze di fagioli rossi, pre-cotti

3 tazze di insalata Iceberg, fatta a pezzi

1 grande pomodoro, tagliato

1 cetriolo medio, a fette

1 piccolo avocado, sbucciato, snocciolato e tagliato

1 tazza di yogurt, senza grassi

1 spicchio di aglio, schiacciato

¼ cucchiaino di cumino, macinato

Preparazione:

Posizionare i fagioli rossi e i garbanzo in una pentola di acqua bollente. Cuocere finchè non si ammorbidiscono. Rimuovere dalla cottura e far raffreddare per un pò. Ora, unire i faglioli con i pomodori e il cetriolo in una grande ciotola da insalata. Mettere da parte.

Intanto, unire l' avocado, lo yogurt, il cumino, e l'aglio in un frullatore. Mischiare fino a rendere omogeneo e cospargere sull'insalata.

Posizionare una manciata di insalata spezzettata su un piatto da portata e guarnire con 2-3 cucchiai dell'insalata appena appena preparata.

Servire immediatamente.

Informazioni nutrizionali per porzione: Kcal: 171, Proteine: 8.6g, Carboidrati: 28.8g, grassi: 3.7g

5. Riso al forno con cipollotti

Ingredienti:

2 tazze di risa a garni lunghi

4 cucchiai di olio extra vergine d'oliva

1 cucchiaino di sale

3 uova intere

5 cipollotti tagliati finemente

½ cucchiaino di pepe nero, macinato fresco

Preparazione:

Preriscaldare il forno a 180°C.

Usare le istruzioni sull pacco del riso per prepararlo. Mettere da parte.

In una padella antiaderente media, far riscaldare fino a 2 cucchiai di olio d'oliva e aggiungere le cipolle. Soffriggere for 3-4 minuti. Intanto, sbattere le uova e versare in padella. Cuocere per 2 minuti, rimuovere dal calore e unire al riso.

Cospargere l'olio rimanente in una piccola casseruola. Aggiungere il riso, sale, e pepe. Infornare per 20 minuti. Servire caldo.

Invece del forno, potete usare una garnde wok per preparare questo piatto. Semplicemtne soffriggere il riso cotto finchè non diventa croccante e servire.

Informazioni nutrizionali per porzione: Kcal: 409, Proteine: 8.9g, Carboidrati: 60g, grassi: 14.3g

6. Insalata di anguria

Ingredienti:

6 tazze di anguria tagliata a pezzettini

2 cucchiai di aceto balsamico

½ piccole cipolle rosse, tagliate

1 cucchiaio di menta fresca tagliata grossolanamente

½ cucchiaino di sale

Preparazione:

Posizionare la cipolla in una pentola media. Versare l'acqua in modo da coprire la cipolla interamente e aggiungere un pizzico di sale. Emttere da parte per 15 minuti. Asciugare bene e trasferire in una grande insalatiera.

Aggiungere l'anguria e aggiungere l'aceto. Girare per bene e guarnire con le foglie di menta fresca.

Informazioni nutrizionali per porzione: Kcal: 53, Proteine: 0.9g, Carboidrati: 12.5g, grassi: 0.3

7. Salmone bollito

Ingredienti:

1 lb (450g) di filetto di salmone selvaggio, senza pelle e lische

1 cucchiaio di aneto, tagliato finemente

1 grande cipolla tagliata

2 piccola carota tagliata

2 cucchiaio di succo di limone

2 foglie di alloro

4 tazze di acqua (1,4 litri)

Preparazione:

Preriscaldare il forno a 180°C.

Versare l'acqua in una grande padella anti-aderente. Portare a bollore e aggiungere l'aneto, le carote, le cipolle, il succo di limone e le foglie d'alloro. Cuocere per 2-3 minuti e rimuovere dal calore. Mettere da parte.

Intanto, posizionare il filetto di salmone su un grande foglio di carta da forno. Versare il liquido precedentemente preparato. Coprire con un coperchio e posizionare in forno.

Far cuocere per 20 minuti, o finchè il liquido non si rapprendere. Rimuovere dal calore e lasciar raffreddare per un pò. Servire.

Informazioni nutrizionali per porzione: Kcal: 239, Proteine: 24.5g, Carboidrati: 6.3g, grassi: 5.2g

8. Frullato di datti di zenzero

Ingredienti:

1 tazza di spinaci, tagliati

½ medium-sized avocado, pitted, peeled, and cubed

3 dates, pitted and chopped

1 tbsp of lemon juice

1 tbsp of fresh ginger, grated

Preparation:

Combine all ingredients in a food processor. Blend until nicely smooth. Transfer to a serving glasses and refrigerate for 15 minutes. For extra thickness, refrigerate more.

Nutrition information per serving: Kcal: 389, Protein: 5.2g, Carbs: 48.8g, Fats: 21.2g

9. Zuppa calda di broccoli

Ingredienti:

50g di broccoli freschi fresh broccoli

50 grammi di cavoletti di Bruzelles

Una manciata di prezzemolo fresco, tagliato finemente

1 cucchiaino di timo fresco

1 cucchiaio di succo di limone fresco

¼ cucchiaino di sale marino

Preparazione:

Posizionare i broccoli in una pentola profonda e versare abbastanza acqua da coprirli tutti. Portare a bollore e far cuocere fino a che diventano teneri. Rimuovere dal calore e scolare l'acqua in eccesso. .

Trasferire in un frullatore. Aggiungere il prezzemolo fresco, il time e circa una tazza di acqua. Sbattere finchè il miscuglio non diventa omogeneo. Riposizionare in una pentola e aggiungere dell'acqua. Portare a bolloro e cuocere per alcuni minuti ad una temperatura bassa. Condire con sale e aggiungere il succo di limone fresco. Servire caldo.

Informazioni nutrizionali per porzione: Kcal: 50, Proteine: 3.7g, Carboidrati: 9.9g, grassi: 0.6g

10. Pomodori imbottiti

Ingredienti:

10 oz (250g) di spinaci, tagliati

4 pomodori medi

½ tazza di Mozzarella, a pezzi

½ tazza di Parmigiano grattugiato

1 piccola cipolla, finemente tagliata

2 cucchiaio di prezzemolo fresco, tagliato finemente

¼ cucchiaino di sale

¼ cucchiaino di pepe nero, macinato

Preparazione:

Pre-riscaldare il forno a 180°C.

Posizionare gli spinaci in una pentola di acqua bollente. Cuocere per 2 minuti o fino a quando non diventano teneri. Rimuovere dal calore e far asciugare. Mettere da parte.

Svuotare i pomodori e conservare la polpa. Tagliare in piccoli pezzi e aggiungere agli spinaci. Versare il formaggio e rigirare bene per farlo incorporare con il resto del miscuglio. Versare il miscuglio sui pomodori in un grande foglio di carta da forno. Posizionare in forno e cuocere per circa 6-7 minuti. Rimuovere dalla cottura e lasciar raffreddare per un pò.

Informazioni nutrizionali per porzione: Kcal: 159, Proteine: 13.2g, Carboidrati: 15.6g, grassi: 7.3g

11. Riso integrale per risotto ai funghi

Ingredienti:

1 tazza di riso integrale (225g)

1 tazza di funghi button, a pezzi

½ cipolle medie. Tagliata finemente

3 cipollotti, a fette

3 cucchiai di olio extra vergine d'oliva

½ cucchiaino di sale

1 cucchiaino di maiorana

Preparazione:

Posizionare il riso in una pentola profonta. Aggiungere 2 tazze di acqua (1,4 litri) e portare a bollore. Ridurre l'intensità dei fornelli e cuocere finchè l'acqua evapora. Mischiare occasionalmente. Mettere da parte.

Riscaldare un cucchiaio di olio ad una temperatura medio-alta. Agguingere le cipolle tagliate e soffriggere per 3-4 minuti, girare costantemente. Ora, aggiungere i funghi e continua a cuocere finchè l'acqua evapora.

Aggiungere il rimanente olio d'oliva, i cipollotti, il sale, la maggiorana. Aggiungere una tazza e continua a cuocere per altri 10 minuti.

Servire caldo.

Informazioni nutrizionali per porzione: Kcal: 243, Proteine: 16.4g, Carboidrati: 24.5g, Grassi: 11.3g

12. Peanut Butter Smoothie

Ingredienti:

1 banana media, tagliata

½ tazza di yogurt Greco

1 cucchiaio di cannella, tritata

1 cucchiaio di burro d'arachidi

1 cucchiaio di farina di cocco

Preparazione:

Unire tutti gli ingredienti in un frullatore. Mischiare finchè il miscuglio non diventa omogeneo. Trasferire in un bicchiere da portata e refrigerare per 1 ora prima di servire.

Informazioni nutrizionali per porzione: Kcal: 216, Proteine: 5.6g, Carboidrati: 35.6g, Grassi: 8.5g

13. Fagioli neri e stufato di Zucca

Ingredienti:

1 zucca butternut media, sbucciata e tagliata

4 tazze di fagioli neri

4 grandi pomodori amalgamati

1 piccola cipolla, tagliata

1 spicchio d'aglio, macinato

4 peperone medio, tagliato

1 cucchiaino di cumino

1 cucchiaino di origano

1 cucchiaio di olio d'oliva

¼ cucchiaino di pepe nero, tritato

¼ cucchiaino di sale

Preparazione:

Posizionare la zucca in una pentola di acqua bollente e cuocere per 10 minuti, o finchè non diventa morbida. Scolare bene e mettere da parte.

Pre-riscaldare l'olio in una grande pentola ad una temperatura medio-alta. Aggiungere cipolle e soffriggere per 5 minuti o finchè non diventa traslucida. Aggiungere i fagioli, l'aglio, peperoni, cumino e origano e girare.

Intanto, posizionare i pomodori in un frullatore e mischiare finchè il miscuglio diventa omogeneo. Trasferire tutto in una pentola e mescolare per bene. Portare a bollore e abbassare la fiamma. Cuocere a fuoco lento. Aggiungere la zucca, mescolare una volta e coprire con un coperchio. Cuocere per circa 20-25 minuti e rimuovere dai fornelli. Aggiungere un pizzico di sale e pepe quanto basta.

Servire caldo.

Informazioni nutrizionali per porzioni: Kcal: 201, Proteine: 8.2g, Carboidrati: 40.3g, Grassi: 3.7g

14. Insalata di verdure al Curry

Ingredienti:

1 lb (450g) di broccoli, tagliati a metà

1 tazza di panna acida, senza grassi

2 grandi pomodori, affettati

1 cucchiaini di curry in polvere

¼ cucchiaio di mostarda

½ tazza (250g) di latte scremato

5 foglie di insalata romana

Preparazione:

Posizionare i broccoli in una pentola di acqua bollente e cuocere finchè non diventano morbidi. Rimuovere dal calore e asciugare bene. Trasferire in una ciotola e mettere da parte epr far raffreddare per 5 minuti.

Intanto, unire il latte, la panna acida, il curry, e la mostarda in una ciotola. Rigirare bene per combinare gli ingrediente e versare sui broccoli. Aggiungere i pomodori e girare per bene. Posizionare le foglie di insalata su un piatto da portata e versare l'insalata su questo. Refrigerare per 2 ore così da mescolare i sapori.

Informazioni nutrizionali per porzione: Kcal: 109, Proteine: 3.8g, Carboidrati: 11.4g, Grassi: 2.2g

15. Puddign di Riso integrale Rice Pudding con lamponi e semi di chia

Ingredienti:

¾ tazza di riso integrale

1 tazza (250g) di latte di riso

¼ tazza di miele

1 cucchiaio di burro di mandorle

¼ cucchiaino di sale

½ tazza di lamponi

¼ tazza di noci

2 cucchiai di semi di chia

Preparazione:

Far bollire due tazze di acqua. Aggiungere il riso ed abbassare il calore del fornello. Coprire e cuocere per circa 15 minuti. Ora, aggiungere una tazza di latte di riso, il miele, il burro di noci e il sale. Continua a cuocere per 5 minuti. Rimuovere dal calore e far raffreddare peru n pò. Guarnire con lamponi ferschi, noci, e i semi di chia. Servire

Informazioni nutrizionali per porzione: Kcal: 240, Proteine: 5.7g, Carboidrati: 36.7g, Grassi: 8.4g

16. Mini hamburger di cavolfiori croccanti

Ingredienti:

1 tazza di funghi button freschi

3 cucchiai di semi di lino più 9 cucchiai di acqua

¾ tazza di semi di chia

¾ tazza di riso integrale

¾ tazza di pane grattugiato (con farina di grano saraceno)

1 cucchiaino di dragoncello

1 cucchiaino di prezzemolo

1 cucchiaino di aglio in polvere

1 tazza di spinaci tagliati

Preparazione:

Versa una tazza di acqua in una padella. Porta a bollore e cuoci il riso finchè non diventa leggermente appiccisono. Questo verrà ottenuto in circa 10 minuti. Allo stesso tempo, cuocere i semi di chia, finchè si ammorbidiscono in una pentola a parte. Tagliare i funghi finemente. Sciaquare pronfondamente gli spinaci. Mischia tutti gli ingredienti in una grande ciotola. Inserire la pentola in frigo a far riposare for 15-30 minuti.

Prendere il miscuglio da frigo e creare delle polpette. Assicurarsi che le superfici siano pulite e oliate prima di posizionare le polpettine, per impedire che si attacchino su di esse. Friggere a temperatura media per circa 5 minuti per lato.

Informazioni nutrizionali per porzione: Kcal: 220, Proteine: 6.1g, Carboidrati: 40.1g, Grassi: 3.6g

17. Frullato di pomodoro e fragola

Ingredienti:

½ melone di Cantalupo, sbucciato e tagliato

1 tazza di succo d'arancia

1 tazza di fragole, tagliate a metà

1 pomodoro medio, a metà

Preparazione:

Unire tutti gli ingredienti in un mizer. Agiungere alcuni cubetti di ghiaccio e mischiare tutto finchè il miscuglio diventa omogeneo. Trasferire in un bicchiere da portata e servire immediatamente.

Informazioni nutrizionali per porzione: Kcal: 253, Proteine: 5.3g, Carboidrati: 62.4g, Grassi: 1.2g

18. Porridge di Quinoa e Zenzero

Ingredienti:

1/2 tazza di succo d'arancia

1 cucchiaino di zenzero fresco

½ tazza di datteri, snocciolati e tagliati

1 tazza di quinoa bianca, pre-cotta

½ tazza di albicocche essiccate, tagliate

1 cucchiaino di scorza di arancia, grattugiata

1 cucchiaio di mandorle tostate, tagliate

¼ cucchiaino di cannella, macinata

Preparazione:

Posizionare la quinoa in una pentola di acqua bollente Cuocere per 3 minuti ed abassare il fuoco. Cuocere a fuoco lento. Cuocere per altri 10 minuti o fino a quando diventa soffice e morbido. Aggiungere tutti gli ingredienti eccetto le mandorle e rigirare per bene. Rimuovere dai fornelli e mettere da parte per 10 minuti per far raffreddare. Guarnire con mandorle tagliate e servire.

Informazioni nutrizionali per porzione: Kcal: 171, Proteine: 5.2g, Carboidrati: 32.5g, Grassi: 4.7g

19. Zuppa cremosa di zucca

Ingredienti:

3 lbs (1,35 kg) di zucca, sbucciata e tagliata

2 piccole cipolle a fette

5 tazze di brodo di pollo

2 tazze di latte scremato

3 cucchiai di yogurt greco

2 cucchiai di semi di zucca

1 spicchio di aglio, tritato

1 cucchiaino di olio vegetale

¼ cucchiaino di sale

¼ cucchiaino di pepe nero

Preparazione:

Pre-riscaldare l'olio in una grande padella anti-aderente ad una temperatura medio alta. Aggiungere le cipolle e soffriggere per farle ammorbidire. Aggiungere il brodo vegetale, i cubetti di zucca, il latte, l'aglio e la salvia. Portare a bollore e cuocere a fuoco lento. Coprire con un coperchio e cuocere per 35 minuti. Rimuovere dai fornelli e mettere da parte per 10 minuti per far raffreddare. Trasferire il miscuglio in un mixer. Mischiare finchè il miscuglio è bello cremoso. Trasferire in una ciotola da portata o una padella precedentemente utilizzata. Aggiungere un pizzico di sale e pepe quanto basta e girare per bene.

Servire caldo.

Informazioni nutrizionali per porzione: Kcal: 191, Proteine: 4.3g, Carboidrati: 27.7g, Grassi: 4.1g

20. Frullato alla frutta con noce moscata

Ingredienti:

2 large oranges, peeled and wedged

2 medium-sized apples, wedged

1 small mango, peeled, pitted and chopped

1 small carrot, sliced

½ tsp of nutmeg

1 tsp of cinnamon, ground

1 tbsp of honey

½ cup of water

Preparation:

Combine all ingredients in a food processor. Blend until smooth and transfer to a serving glasses. Refrigerate 30 minutes before serving.

Informazioni nutrizionali per porzione: Kcal: 316, Proteine: 3.6g, Carboidrati: 79.5g, Grassi: 1.8g

21. Lasagna di zucchine

Ingredienti:

1 zucchina media, sbucciata e tagliata

60g di Parmigiano grattugiato

60g di formaggio cottage, a pezzi

60g di Mozzarella

240g di noodles di lasagna

2 tazze di salsa di pomodoro

1 piccola cipolla, tagliata

1 spicchio d'aglio tritato

¼ cucchiaino di origano, tritato

2 cucchiaini di basilico essiccato, tritato

½ cucchiaino di pepe Cayenne, tritato

¼ cucchiaino di sale

Preparazione:

Pre-riscaldare il forno a 180°C.

Posizionare le zucchine in una pentola di acqua bollente. Cuocere fino a quando diventano morbide e rimuovere dal calore per far raffreddare per 5 minuti. Scolare l'acqua e tagliare in piccoli pezzi. Mettere da parte.

Unire tutti i formaggi in una ciotola. Versare la salsa di pomodoro e mischiare.

Oliare una grande teglia da forno. Stendere il formaggio e il miscuglio di pomodori e creare un primo strato. Ora, aggiungere uno strato di noodles, poi uno di fette di zucchine. Ripetere il processo di stratificazione finchè non finiscono tutti gli ingredienti. Aggiungere del formaggio extra e un cucchiaio di salsa di pomodoro. Spruzzare del pepe Cayenne.

Coprire con carta alluminio e infornare per 30 minuti e rimuovere dal forno per far raffreddare.

Tagliare in porzioni per servire caldo.

Informazioni nutrizionali per porzione: Kcal: 275, Proteine: 18.3g, Carboidrati: 41.3g, Grassi: 5.4g

22. Frullato di foglie depurative

Ingredienti:

¼ tazza di mandorle tostate, tagliate finemente

¼ tazza di spinaci baby, tagliati finemente

¼ tazza di rucola

1 cucchiaio di burro di mandorle

½ cucchiaino di curcuma

1 tazza di latte di riso

Una manciata di cubetti di ghiaccio

Preparazione:

Inserire tutti gli ingredienti in un mixer. Amalgamare e servire.

Nutrition information per serving: Kcal: 181, Protein: 4.6g, Carbs: 17.1g, Fats: 11.5g

23. Stufato di tacchion e funghi

Ingredienti:

1 lb (450g) di petto di tacchino, senza pelle e ossa

5 oz (150g) di funghi button, tagliata

2 spicchi di aglio, tritato

1 cucchiaio di prezzemolo,tagliato finemente

1 cucchiaio di miele

½ cucchiaino di sale

¼ cucchiaino di pepe nero, macinato

Preparazione:

Unire tutti gli ingredienti eccetto il miele in una pentola a cottura media. Coprire con un coperchio e cuocere per 7 ore. Rimuovere dai fornelli far riposare per 20 minuti. Aprire il coperchio e far raffreddare per 10 minuti e poi inserire il miele.

Informazioni nutrizionali per porzione: Kcal: 116, Proteine: 16.5g, Carboidrati: 8.8g, Grassi: 1.7g

24. Muffin di Quinoa

Ingredienti:

1.5 tazze di farina di quinoa

0.5 tazze di farina di grano saraceno

3 cucchiai di burro di mandorle

1 tazza di latte di mandorle

½ tazza di miele

1 cucchiaino di lievito per dolci

½ cucchiaino di sale

2 cucchiai di cacao amaro

2 cucchiai di semi di limo più 6 cucchiai di acqua

1 cucchiaino di estratto di vaniglia

1 cucchiaini di scorza di limone

Preparazione:

Pre-riscaldare il forno a 360°C.

Unire tutti gli ingredienti asciutti in una grande ciotola. Mischiare gentilmente con il latte di mandorle e il burro di mandorle e michiare bene. Aggiungere i semi di lino, acqua, scorza di limone e abbassare la velocità. Continuare a sbattere fino a che tutto e ben incorporato.

Usando un cucchiaio, dividere il miscuglio tra i vari stampini. Informare per 20-30 minuti o finchè uno spiedino può essere inserito e estratto pulito dai muffin.

Informazioni nutrizionali per porzione: Kcal: 182, Proteine: 4.2g, Carboidrati: 12.3g, Grassi: 14.6g

25. Frullato di Ananas

Ingredienti:

1 tazza di ananas, in lattina

1 tazza di yogurt greco

½ banana media,a fette

½ tazza di fragole, tagliate a metà

1 cucchiaino di estratto di vaniglia

Preparazione:

Unire tutti gli ingredienti in un frullatore. Mischiare fino a diventare uniforme. Aggiungere dei cubetti di ghiaccio e rimescola. Trasferire in un bicchiere da portata e servire subito.

Informazioni nutrizionali per porzione: Kcal: 122, Proteine: 6.3g, Carboidrati: 24.3g, Grassi: 0.8g

26. Yogurt di riso con prugne fresche e semi di chia

Ingredienti:

2 cucchiai di semi di chia, in ammollo

½ tazza di latte di mandorle

½ tazza di yogurt di riso

145g di quinoa

½ tazza d'acqua

2 prugne medie, a fette

1 cucchiaio di miele

Preparazione:

Unire l'acqua e il latte di mandorle in una pentola media. Portare a bollore e aggiungere la quinoa. Abbassare l'intensità della fiamma e cuocere per circa 20 minuti o fino a che il liquido evapora.

Trasferira la quinoa in una ciotola. Aggiungere lo yogurt di riso e i semi di chia.

Guarnire con fette di prugne e servire..

Informazioni nutrizionali per porzione: Kcal: 241, Proteine: 4.9g, Carboidrati: 25g, Grassi: 15.8g

27. Riso con noci Pecan

Ingredienti:

300g di riso integrale

1 piccola cipolla, tagliata

1 tazza di sedano, tagliata finemente

1 peperone medio, tagliato

2 cucchiai di noci pecan

1 cucchiao di salvia

2 cucchiai di olio vegetale

1 tazza di brodo di pollo, non salato

360g di acqua

¼ cucchiaino di sale

Preparazione:

Unire il brodo di pollo e l'acqua in una grande pentola e portare a bollore. Aggiungere il riso e mescolare per bene. Abbassare la fiamma e coprire con un coperchio. Cuocere per circa 15-20 minuti. Rimuovere dai fornelli e far riposare per 5-6 minuti per far raffreddare. Mettere da parte.

Pre riscaldare l'olio in una padella anti aderente a fuoco lento. Aggiungere le cipolle esoffriggere fino a che diventano traslucide. Aggiungere il porro e cuocere per 5 minuti. Ora, aggiungere tutti gli ingredienti eccetto le noci pecan. Aggiungere il riso preparato precedentemente e mescolare bene per combinare. Cuocere per un minuto. Rimuovere dalla fiamma e servire caldo.

Informazioni nutrizionali per porzione: Kcal: 140, Proteine: 2.8g, Carboidrati: 22.3g, Grassi: 5.7g

28. Pollo al vapore

Ingredienti:

1 lb (450g) di cosce di pollo, da tagliare in bocconcini

¼ cucchiaino di zenzero tritato

2 pezzi di zenzero lunghi 5 cm

1 cucchiaio di aglio tritato

1 tazza di cipollotti

¼ cucchiaino di sale

3 cucchiai di olio d'oliva

Preparazione:

Strofinare lo zenzero e il sale sul pollo. Mettere da parte e marinare per 10 minuti.

Prendere un grande foglio da forno e posizionare lo zenzero e l'aglio su di esso. Sparpagliare il pollo sul foglio da forno in modo uniforme.

Cuocere al vapore per 30-35 minuti ad alte temperature. Rimuovere dai fornelli per far raffreddare. Posizionare in una busta di plastica e trasferire in acqua fredda.

Ora, rimuovere le ossa e organizzare in una porzione da servire. Intanto, unire cipolle, olio, un pizzico di sale in una ciotola. Girare il pollo. Serivre con delle verdure come broccoli e cavolfiori. Ecc.

Informazioni nutrizionali per porzione: Kcal: 254, Proteine: 26.7g, Carboidrati: 3.2g, Grassi: 15.3g

29. Stufato di Riso

Ingredienti:

2 grandi cesti di broccoli tagliati

210g di cavoli di bruzelles, a metà

1 tazza di quinoa

4 tazze di brodo di verdure fatto in casa

2 piccole cipolle tagliate

1 tazza di crema di anacardi

2 cucchiaini di timo secco

4 cucchiai di olio extra vergine di oliva

Sale e pepe q.b.

Preparazione:

Pre-riscalda il forno a 200°C.

In una grande padella, unire la quinoa con il brodo di verdure e timo. Aggiungere del sale e pepe e portare a bollore. Ridurre la temperatura e cuocere finchè i liquidi evaporano per 12-15 minuti. Rimuovere dai fornelli e mettere da parte.

Scaldare l'olio d'oliva in una padella. Aggiungere le cipolle e soffriggere per 2-3 minuti, o fino a che non diventa traslucido. Ora, aggiungere i broccoli e i cavoli di bruxelles. Continuare a cuocere per altri 10 minuti, fino a quando questi diventano teneri.

Unire i broccoli con la quinoa in una grande ciotola. Aggiungere la crema di anacardi e girare bene. Posizionare in una casseruola leggermente oliata. Infornare per circa 20 minuti, o finchè la parte superiore diventa croccante. Servire!

Informazioni nutrizionali per porzione: Kcal: 352, Proteine: 13g, Carboidrati: 36.3g, Grassi: 18.2g

30. Zuppa di carciofo e Quinoa

Ingredienti:

420g carciofi in lattina

4 tazze di brodo di verdure, non salate

1 tazza di quinoa bianca, pre-cotta

1 piccola cipolla, tagliata

2 cucchiai di succo di limone

1 spicchio di limone. tritato

1 tazza di latte scremato

1 cucchiaio di brown sugar

¼ cucchiaino di sale

¼ cucchiaino di pepe nero macinato

Preparazione:

Posizionare la quinoa in una grande padella antiaderente a temperatura media. Cuocere per 5 minuti, griando costantemente. Rimuovere dai fornelli e trasferire la quinoia in un'altra ciotola. Conservare la padella.

Preriscaldare l'olio nella stessa padella e aggiungere le cipolle e l'aglio. Soffriggere fino a che non diventano traslucidi. Aggiungere il brodo di verdure e il succo di lione e la quinoa tostata precedentemente.

Portare a bollore e ridurre l'intensità del fuoco. Coprire con un coperchio e far riposare per 15 minuti o fino a che diventa tenero.

Ora, aggiungere carciofi e cuocere per altri 5-7 minuti. Rimuovere dalla cottura e usare un frullatore a mano per rendere la zuppa in una purea.

Ritornare al calore iniziale e aggiungere zucchero e latte. Girare costantemente per 2 minuti. Rimuovere dalla cottura e spruzzare del sale e pepe. Servire caldo.

Informazioni nutrizionali per porzione: Kcal: 191, Proteine: 10.3g, Carbsoidrati 27.4g, Grassi: 5.3g

31. Veloce Porridge di noci pecan di acero

Ingredienti:

2 tazze di fiocchi d'avena

2 cucchiai di farina di cocco

½ tazza di noci pecan, tagliate grossolanamente

3 cucchiai di uvetta

3 cucchiai di sciroppo d'acero

1 cucchiaio di miele

1 cucchiaino di cannella

1 cucchiaino di estratto di vaniglia

Preparazione:

Usare le istruzioni sul pacco per cuocere i fiocchi d'avena. Rimuovere dai fornelli e lasciar raffreddare Trasferire in una grande ciotola e aggiungere tutti gli altri ingredienti. Girare bene e combinare e servire con delle noci extra se apprezzate.

Informazioni nutrizionali per porzione: Kcal: 313, Proteine: 5.6g, Carboidrati: 63.5g, Grassi: 3

32. Zuppa di Asparagi e porro

Ingredienti:

1 lb (450g) di asparago fresco selvatico, tagliato

1 tazza di porri, tagliati

2 tazze di brodo vegetale, non salato

2 patate medie, tagliate a metà

2 spicchi di aglio

1 cucchiaio di olio d'oliva

½ tazza di taccole, pre-cotte

1 cucchiaio di prezzemolo fresco, tagliato

2 tazze di latte scremato

¼ cucchiaino di succo di limone

¼ cucchiaino di sale

¼ cucchiaino di pepe nero macinato

Preparazione:

Pre-riscaldare l'olio in una padella anti-aderente ad una temperatura media. Aggiungere i porri e cuocere per circa

5-7 minuti, o fino a renderli soffici. Aggiungere aglio e far cuocere peru n altro minuto. Girare costantemente.

Versare il brodo di verdure. Alzare la temperatura ad alta e aggiungere le patate. Coprire con un coperchio e cuocere finchè le patate sono tenere. Aggiungere asparagi e taccole. Cuocere per altri 4-5 minuti. Rimuovere dai fornelli e mischiare tutti gli altri ingredienti. Mischiare tutto bene e spostare in un mixer. Mischiare finchè tutto non è omogeneo e cremoso. Riposizionare il miscuglio in padella.

Cuocere per 15 minuti a fuoco lento e rimuovere dalla cottura. Far raffreddare e servire.

Informazioni nutrizionali per porzione: Kcal: 190, Proteine: 8.7g, Carboidrati: 28.8g, Grassi: 4.7g

33. Noodles di riso dolce

Ingredienti:

420g noodles di riso

2 cucchiai di olio d'oliva

2 cucchiaini di curcuma

2 tazze di latte di cocco

½ tazza di crema di anacardi

2 cucchiai di burro di mandorle

¼ tazza di succo di limone fresco

Una manciata di anacarde tostato

1 cucchiaino di miele in polvere

1 cipolla media, tagliata

1 cucchiatio di zenzero, tritato

Preparazione:

Immergere i noodles per 5 minuti, scolare asciugare e mettere da parte.

Scaldare l'olio d'oliva e aggiungere la curcuma. Cuocere brevemente per un minuto. Ora aggiungere il latte di cocco e portare a bollore. Abbassare la forze del fuoco e aggingere il burro di mandorle, crema di anacardi, miele, cipolle tagliate e zenzero fresco. Continua a cucinare per circa 5 minuti.

Aggiungere i noodles e mischiare bene. Coprire e far scaldare. Servire.

Informazioni nutrizionali per porzione: Kcal: 342, Proteine: 3.9g, Carboidrati: 24.7g, Grassi: 27g

34. Frullato di Cappuccino ghiacciato

Ingredienti:

1 cucchiaino di polvere di caffè istantaneo

1 cucchiaio di cioccolato liquido

1 tazza di latte scremato

¼ cucchiaino di cannella

1 cucchiaino di miele

Preparazione:

Unire tutti gli ingredienti in un frullatore eccetto la cannella. Mischiare fino ad ottenere un composto uniforme. Aggiungere dei cubetti di ghiaccio e frullare nuovamente. Trasferire in un bicchiere da portata. Spargere della cannella e servire.

Informazioni nutrizionali per porzione: Kcal: 169, Proteine: 8.7g, Carboidrati: 24.3g, Grassi: 3.1g

35. Yogurt di mandorle con noci

Ingredienti:

1 tazza di yogurt alle mandorle

Una manciata di noci, tagliate

1 cucchiaio di semi di chia

1 cucchiaio di crema di fichi

Preparazione:

Unire lo yogut con i semi di chia. Guarnire con le noci spezzettate e la crema di fichi. Servire subito!

Informazioni nutrizionali per porzione: Kcal: 192, Proteine: 6.1g, Carboidrati: 33g, Grassi: 7.9g

36. Insalata primavera viola

Ingredienti:

½ cavolo rosso medio

2 grandi cipollotti, a fette

2 carote medie, a fette

¼ tazza di olio extra vergine d'oliva

2 cucchiai di succo di limone fresco

½ cucchiaino di sale

½ cucchiaini di pepe nero

Preparazione:

Tagliare il cavolo in grandi pezzi e inserirlo in un mixer. Sbattere velocemente finchè non viene tagliato completamente. Fare attenzione a non processare troppo.

Unire il cavolo con le carote e il cipollotto. Mischiare con olio d'oliva, succo di limone, sale marino, e pepe nero.

Informazioni nutrizionali per porzione: Kcal: 254, Proteine: 1.1g, Carboidrati: 8.5g, Grassi: 25.4g

37. Couscous Rosemary

Ingredienti:

1 tazza di couscous istantaneo

2 grandi carote

½ cucchiaino di rosemarino

1 tazza di taccole, sbucciate

10 olive verdi, denocciolate

1 cucchiaio di succo di limone

1 cucchiaio di succo di arance

1 cucchiaio di scorza di arancia

4 cucchiai di olio d'oliva

½ cucchiaino di sale

Preparazione:

Lavare e pelare le carote. Tagliare a fettine sottili. Riscaldare due cucchiai di olio in una padella a fuoco medio. Aggiungere carote e cuocere, girando costantemente. Dovrebbero intenerirsi dopo circa 10-15 minuti. Aggiungere il rosmarino, le taccole, le olive e il succo d'arancia. Mischiare bene.

Continuare a cuocere e mescolare costantemente.

Unire il succo di limone con una tazza di acqua. Inserire questo miscuglio in una padella e mischiare con 2 cucchiai di olio d'oliva, scorza d'arancia e sale. Far bollire e aggiungere il couscous. Rimuovere dal calore e far riposare per 15 minuti.

Versare questi due composti in una grande ciotola e mischiare bene con un cucchiaio

Informazioni nutrizionali per porzione: Kcal: 396, Proteine: 1.8g, Carboidrati: 12.9g, Grassi: 28g

38. Avocado grigliato

Ingredienti:

1 grande avocado tagliato

¼ tazza di acqua

1 cucchiaio di curry macinato

2 cucchiai di olio d'oliva

1 cucchiaio di salsa di pomodori

1 cucchiaino di prezzemolo

¼ cucchiaino di peperoncino

¼ cucchiaino di sale marino

Preparazione:

Riscaldare l'olio in padella ad una temperatura media. In una piccola ciotola, unire il curry, la salsa di pomodori, il prezzemolo tagliato, il peperoncino e il sale marino. Aggiungere acqua e cuocere per 5 minuti, a fuoco medio.

Aggiungere l'avocado tagliato, mescolare bene e cuocere per alcuni minuti, finchè il liquido evapora. Spegnere il calore e coprire.

Far riposare per 15-20 minuti prima di servire.

Informazioni nutrizionali per porzione: Kcal: 332, Proteine: 2.2g, Carboidrati: 10.2g, Grassi: 33g

39. Omelette di tacchino e cavolfiori

Ingredienti:

1 lb (450g) di petto di tacchino senza ossa e pelle

2 lbs (900g) di cavolfiore

4 spicchi d'aglio, a pezzi

3 grandi uova

1 tazza di cipollotti, tagliati

4 cucchiai di olio d'oliva

¼ cucchiaino di sale marino

¼ cucchiaini di pepe nero macinato

Preparazione:

Spremere il liquido eccessivo dal cavolfiore e trasferire in una grande ciotola. Mettere da parte.

Pre-riscaldar l'olio in una grande padella a media temperatura. Aggiungere l'aglio e soffriggere fino a farlo diventare traslucido. Aggiungere la carne e cuocere per circa 10-15 minuti. Ridurre il calore al minimo.

Intanto, sbattere le uova in una ciotola e versare in una padella. Aggiungere il cavolfiore grattuggiato. Aggiungere un pizzico di sale e pepe. Cuocere finchè le uova non si mescolano o il cavolfiore non diventa croccante.

Versare i cipollotti e stendere sulla carne. Cuorecere peru n altro minuto e rimuovere dai fornelli. Aggiungere del sale extra se necessario.

Servire caldo

Informazioni nutrizionali per porzione: Kcal: 361, Proteine: 29.3g, Carboidrati: 20.1g, Grassi: 19.3g

40. Funghi al forno in salsa di pomodoro

Ingredienti:

1 tazza di funghi button

1 grande pomodoro

3 cucchiai di olio di oliva

2 spicchi di aglio

1 cucchiaio di basilico fresco

sale e pepe q.b.

Preparazione:

Lavare e sbucciare i pomodori. Tagliare in piccoli pezzi. Tagliare l'aglio, unire ai pomodori con il basilico. Scaldare dell'olio d'oliva in una padella e aggiungere i pomodori. Aggiungere ¼ di tazza di acqua, mischiare bene per circa 15 minuti, a fuoco basso, fino a quando l'acqua evapora. Girare costantemente. Dopo circa 15 minuti, quando tutta l'acqua evapora, rimuovere dai fornelli.

Lavare ed asciugare i funghi. Posizionarli in una teglia e aggiungere la salsa di pomodori. Sale e pepe q.b.

Preriscaldare il forno a 150°C e cuocere per 10-15 minuti.

Informazioni nutrizionali per porzione: Kcal: 209, Proteine: 2.1g, Carboidrati: 5.8g, Grassi: 21.4g

41. Zuppa amara di patate

Ingredienti:

1 grande patata, pelata tagliata a bocconcini

1 cipolla media, pelata e affettata

2 piccole carote tagliate a fette

4 tazze di brodo vegetale

Una manciata di prezzemolo fresco

1 cucchiaio di aceto di mele

1 cucchiaino di sale

½ cucchiaino di pepe

2 cucchiai di olio extra vergine di oliva

Preparazione:

Riscaldare l'olio in una pentola a doppio fondo. Aggiungere le cipolle e soffriggere finchè non diventano traslucide.Ora, aggiungerele carote e le patate. Continuare a cuocere per altri 5 minuti. Versare il brodo vegetale e l'aceto di mele, il sale, il pepe. Ridurre il calore al minimo e cuocere fino a che le patate vengono facilmente tagliate con una forchetta. Servire caldo.

Informazioni nutrizionali per porzione: Kcal: 192, Proteine: 7.2g, Carboidrati: 22.3, Grassi: 8.5g

42. Insalata di funghi con gorgonzola

Ingredienti:

1 lb (450g) di funghi button a fette

120g di Gorgonzola cheese, a pezzi

1 peperone arrostito tagliato

1 tazza di insalata romana

1 tazza di panna

1 cucchiaio di maionese

1 cucchiaio di aceto balsamico

1 spicchi d'aglio

1 cucchiaio di burro

¼ cucchiaino di sale

¼ cucchiaino di pepe nero, macinato

Preparazione:

Unire il formaggio, panna acida, aceto, maionese, peperone rosso, e aglio in una grande ciotola. Schiacciare bene con una forchetta o usare un mixer elettrico.

Aggiungere un pizzico di sale e pepe e mettere da parte per far insaporire il tutto.

Sciogliere il burro in una grande padella per friggere a temperatura medio-alta. Aggiungere i funghi e cuocere per 10 minuti o finchè gli ingredienti non si assestano. Mischiare occasionalmente. Rimuovere dal calore.

Posizionare una manciata di lattuga su un piatto da portata e versare il miscuglio di formaggio precedentemente preparato. Guarnire con funghi e servire.

Informazioni nutrizionali per porzione: Kcal: 298, Proteine: 12.1g, Carboidrati: 11.9g, Grassi: 24.6g

43. Melanzare ripiene di tonno

Ingredienti:

1 libra (450g) di filetto di tonno, senza pelle e spine

2 melanzane medie tagliate a metà

3 cucchiai di capperi

1 cucchiaio di olio d'oliva

½ cucchiaio di burro

2 cucchiai di basilico fresco

¼ cucchiaino di sale

Preparazione:

Pre-riscalda il forno a 180°C.

Unire il tonno, burro, e i capperi in un mixer. Mescolare finchè il miscuglio diventa omogeneo e trasferire in una ciotola media. Aggiungere il basilico e mettere da parte.

Prendere un grande foglio di carta forno da posizionare su una grande teglia. Spargere le melanzane su di essa e aggiungere un filo d'olio. Infornare finchè non si ammorbidiscono. Rimuovere dal forno e far raffreddare per 10 minuti.

Inserira l'impasto con il tonno in ogni melanzana. Spruzzare del sale, guarnire con capperi e formaggio grattugiato. Servire

Informazioni nutrizionali per porzione: Kcal: 322, Proteine: 36.1g, Carboidrati: 16.3g, Grassi: 12.6g

44. Uova bollite

Ingredienti:

2 cipolle medie

4 uova bollite

1 tazza di cetrioli tagliati

1 cucchiaino di zenzero fresco tritato

1 cucchiaio di panna a basso contenuto di grassi

1 cucchiaio di succo di limone

1 cucchiaio di olio d'oliva

1 cucchiaino di curcuma

sale q.b.

Preparazione:

Sbuccia e taglia le cipolle. Salarle e lasciarle riposare per 5 minuti. Lavare e strizzare e aggiungere il succo di limone e lasciar riposare.

Posizionare le uova in una pentola di acqua bollente. Bisogna essere molto cauti per evitare che le uova si rompano.

Un consiglio utile per preparare le uova perfette è quello di aggiungere un cucchiaio di bicarbonato di sodio nell'acqua bollente. Questo renderà il processo della sbucciatura più semplice.

Bollire le uova per 8 minuti. E' possibile usare un timer da cucina, o semplicemente osservare. Dopo 8 minutiscolare l'acqua e immergere le uova nell'acqua fredda per qualche minuto. Sbucciare e affettare le uova.

Unirle con il cetriolo tagliato a fette e lo zenzero. Aggiungere le cipolle e condire con l'olio d'oliva, la panna a basso contenuto di grassi, sale e curcuma, Servire freddo.

Informazioni nutrizionali per porzione: Kcal: 247, Proteine: 12.8g, Carboidrati: 14.2g, Grassi: 16.2g

45. Frullato di Kiwi e Banana

Ingredienti:

2 kiwi medi,tagliati

1 banana grande, a fette

1 cucchiaio di succo di limone

½ tazza di yogurt magro

1 cucchiaio di miele

Preparazione:

Unire tutti gli ingredienti in un frullatore. Mescolare finchè il miscuglio è omogeneo. Aggiungere alcuni cubetti di ghiaccio e mischiare per 30 secondi. Trasferire il miscuglio in un bicchiere da portata. Guarnire con miele per addolcire. few ice cubes and re-blend for 30 seconds.

Informazioni nutrizinali per porzione: Kcal: 178, Proteine: 6.7g, Carboidrati: 37.5g, Grassi: 1.7g

46. Gamberi in salsa di pomodoro con patate

Ingredienti:

360g di gamberi, senza guscio e puliti

4 piccole patate, pelate e tagliate a metà

2 cucchiaio di panna acida

4 cucchiai di Parmigiano grattugiato

1 cucchiaino di origano

2 cucchiai di olio d'oliva

2 pomodori medi

¼ cucchiaino di sale

¼ cucchiaino di pepe nero, macinato

Preparazione:

Posizionare le patate in una grande pentola a temperatura medio-alta. Spruzzare del sale e cuocere finchè le patate non si ammorbidiscono. Rimuovere dai fornelli e mettere da parte.

Intanto, frullare i pomodori in un mixer. Mettere da parte.

Pre-riscaldare l'olio in una grande padella antiaderente. Aggiungere i gamberi e il miscuglio di pomodori. Girare bene e cuocere per 5-6 minuti. Aggiungere la panna e il formaggio e girare per bene. Cuocere finchè il formaggio si scioglie. Rimuovere dalla cottura e far raffreddare per un pò.

Posizionare le patate in un piatto da portata. Versare la salsa dei gamberi. Condire con l'origano quanto basta e servire.

Informazioni nutrizionali per porzione: Kcal: 317, Proteine: 23.1g, Carboidrati: 30.8g, Grassi: 11.6g

47. Insalata di cetriolo, quinoa e frutti misti

Ingredienti:

1 grande cetriolo tagliato

1 tazza di quinoa bianca, pre-cotta

1 tazza di mirtilli rossi freschi

1 tazza di mirtilli blu freschi

2 cucchiai di mandorle tagliate grossolanamente

1 piccola cipolla rossa, tagliata

1 cucchiaino di sciroppo d'acero

1 cucchiaio di olio d'oliva

2 cucchiai di aceto balsamico

Preparazione:

Posiziona la quinoa in una grande pentola. Versare abbastanza acqua da coprire la quinoa. Portare a bollore e poi far cuocere a fuoco lento. Cucinare per circa 13-15 minutes e rimuovere dai fornelli. Far gonfiare con un cucchiaio e trasferire in una grande ciotola. Mettere da parte e far raffreddare per un pò.

Intanto, unire olio, aceto, e sciroppo d'acero. Mischiare bene per combinare il tutto e versare sulla quinoa.

Ora, aggiungere i cetrioli, le cipolle e i frutti e mescolare per bene. Mettere da parte o refrigerare per 20 minuti prima di servire.

Informazioni nutrizionali per porzioni: Kcal: 171, Proteine: 4.7g, Carboidrati: 30.4g, grassi: 4.3g

48. Pancakes con frutti di bosco misti

Ingredienti:

3 uova

½ tazza di farina di cocco

½ tazza di farina di mandorle

1 tazza di latte di cocco

1 cucchiaino di aceto di mele

1 cucchiaino di vaniglia

½ cucchiaino di bicarbonato di sodio

¼ cucchiaino di sale

olio di cocco per friggere

3 tazze di frutti di bosco misti

Preparazione:

In una ciotola, unire laf arina di cocco, farina di mandorle, vaniglia tritata, lievito per dolci, e sale. In una piccola ciotola, mischia il latte di cocco e l'aceto di mele. Versare la miscela con il cocco e mischiare, finchè l'impasto è uniforme.

Usando una padella anti-aderente, riscaldare l'olio di cocco a fuoco medio. Sparpagliare la quantità desiderata di impasto sulla padella. Usare un cucchiaio per rendere la superficie di ogni pancake omogenea. Friggere per circa 2-3 minuti su ogni lato.

Guarnisci con i frutti di bosco misti e un cucchiao di olio di agave.

Informazioni nutrizionali per porzione: Kcal: 186, Proteine: 11.9g, Carboidrati: 55g, Grassi: 19.5g

49. Biscotti di uvetta e Banana

Ingredienti:

1 grande banana, a fette

¼ tazza di uvetta

1 ½ tazza di farina 00

½ cucchiaino di lievito in polvere

1 tazza di fiocchi d'avena

1 cucchiaino di bicarbonato di sodio

2 cucchiai di burro

1 uovo grande

3 cucchiaio di miele

1 cucchiaino di estratto di vaniglia

½ tazza di cioccolato scuro, tagliato finemente

2 cucchiai di noci, tagliate grossolanamente

¼ cucchiaino di sale

Preparazione:

Pre-riscaldare il forno a 180°C.

Mischiare farina, bicarbonato di sodio e lievito in polvere in una grande ciotola. Miscare bene con un cucchiaio e aggiungere miele, burro, sale, banana e vaniglia. Usare uno sbattitore a mano per amalgamare e mischiare finchè l'impasto diventa spesso. Formare dei biscotti con le mani e rotolar enei fiocchi d'avena, pezzi di cioccolato, uvetta e noci.

Allinea della carta da forno su una teglia da forno e sparpaglia i biscotti. Crea uno spazio di 2,5 cm tra un biscotto e l'altroInfornare per 10-15 minuti finchè diventano dorate e croccanti. Rimuovi dal calore e metti da parte per far raffreddare prima di servire.

Informazioni nutrizionali per porzione: Kcal: 562, Proteine: 10.3g, Carboidrati: 90.2g, Grassi: 17.5g

50. Riso Pilaf con Spinaci

Ingredienti:

1 tazza di riso integrale, già pronto, scolando l'acqua e strizzandolo

1 lb (450g) di spinaci freschi, già pronti

1 spicchio d'aglio, tritato

1 piccola cipolla a dadini

1 cucchiaio di olio vegetale

1 cucchiaino di timo essiccato

¼ tazza di formaggio cheddar, a pezzi

2 grandi uova

Preparazione:

Pre-riscaldare il forno a 180°C.

Posizionare il riso in una grande pentola e versare dell'acqua per coprirlo. Cuocere per 30 minuti. Rimuovere il riso dalla cottura. Scolare e sciacquare diverse volte con acqua fredda. Mettere da parte.

Posizionare gli spinaci nella stessa pentola e versa acqua in modo da coprirli. Cuocere finchè si ammorbidiscono. Rimuovere dai fornelli e mettere da parte.

Pre-riscaldare l'olio nella stessa pentola e aggiungi cipolla e aglio. Soffriggere finchè non diventano traslucidi e rimuovere dalla cottura.

Ora, unire il riso già cotto e gli spinaci, il formaggio, il timo in una grande ciotola. Sbattere le uova nella ciotola e girare bene per far amalgamare bene il tutto. Oliare un foglio di carta forno e spargere il miscuglio in modo uniforme. Coprire con un foglio di carta di alluminio e inserire in forno. Rimuovere la carta alluminio e far continuare la cottura per 5-6 minuti. Rimuovere dal calore e dividere in 4 uguali porzioni.

Guarnine con un cucchiaio di panna acida. Tuttavia, questo è opzionale.

Informazioni nutrizionali per porzione: Kcal: 301, Proteine: 12.2g, Carboidrati: 42.3g, Grassi: 10.3g

51. Trota con verdure

Ingredienti:

2 libre (900g) di filetto di trota senza spine

1 pomodoro medio, a fette

1 peperone medio, tagliato a strisce

1 piccola cipolla tagliata

3 cucchiaio di succo di limone

3 cucchiaio di coriandolo, tagliato

1 cucchiaino di rosmarino, tritato

¼ cucchiaino di sale

¼ cucchiaino di pepe nero macinato

Preparazione:

Prersicaldare il forno a 180 °C.

Lavare, far colare l'acqua, e posizionare i filetti in una grande teglia oliata. Unire i pomodri, il peperone, la cipolla, il succo di limone, il coriandolo, il sale e il pepe in una ciotola. Girare bene e versare sui filetti. Posizionare in forno per 20 minuti fin quando il pesce diventa tenero.

Informazioni nutrizionali per porzione: Kcal: 305, Proteine: 34.2g, Carboidrati: 4.3, Grassi: 11.4g

52. Insalata di Patate

Ingredienti:

3 lbs (1,35 kg) di patate gandi, già cotte

1 tazza di sedano, tagliato

½ tazza di cipollotto, tagliato

¼ tazza di panna acida

½ tazza di formaggio cottage, tagliato

1 cucchiaio di succo di limone

1 cucchiaino di aceto di mela

½ cucchiao di mostarda gialla

¼ cucchiaino di sale

¼ cucchiaino di pepe nero, macinato

Preparazione:

Posizionare le patate in una pentola con acqua bollente finchè è si riescono a a bucar con una forchetta. Scolare e mettere da parte per far raffreddare. Unire le patate, i cipollotti, il cetriolo, il prezzemolo, e le cipolline in una grande ciotola. Mettere da parte.

Intanto, unire la panna acida, il succo di limone, l'aceto, la mostarda, il sale, il pepe in un frullatore. Mischia fino ad ammorbidire tutto e versare sull'insalata preparata precedentemente. Refrigerare per 1 ora prima di servire.

Informazioni nutrizionali per porzione: Kcal: 302, Proteine: 9.8g, Carboidrati: 57.1, Grassi: 4.2g

ALTRI TITOLI DELL'AUTORE

70 Ricette efficaci per prevenire e risolvere problemi di sovrappeso: Bruciare il grasso velocemente usando una dieta giusta e un'alimentazione intelligente.

Di

Joe Correa CSN

48 Ricette che risolvono il problema dell'acne: Il veloce e naturale percorso per riparare i danni dell'acne in meno di 10 giorni!

Di

Joe Correa CSN

41 Ricette che prevengono l'Alzheimer's: Riduci o elimina l' Alzheimer in 30 giorni o meno!

Di

Joe Correa CSN

70 ricette efficaci peri il cancro al seno: Previeni e combatti il cancro al seno con un'alimentazione intelligente e cibi forti.

Di

Joe Correa CSN

www.ingramcontent.com/pod-product-compliance
Lightning Source LLC
Chambersburg PA
CBHW051032030426
42336CB00015B/2833